AF331804

T 31
c
161

DE L'IMPORTANCE SOCIALE

DE L'HYGIÈNE

DE

LA PREMIÈRE ENFANCE

DISCOURS

LU DEVANT L'ASSEMBLÉE GÉNÉRALE

DE LA SOCIÉTÉ PROTECTRICE DE L'ENFANCE, LE 1er FÉVRIER 1869

Par le Dr E. DALLY

Membre du Conseil de cette Société, Rapporteur de la Commission des prix.

⸎

PARIS

IMPRIMERIE FÉLIX MALTESTE ET Cie,

RUE DES DEUX-PORTES-SAINT-SAUVEUR, 22

1869

DE L'IMPORTANCE SOCIALE

DE

L'HYGIÈNE DE LA PREMIÈRE ENFANCE

DISCOURS

Lu devant l'Assemblée générale de la Société protectrice de l'enfance,
le 1er février 1869.

MESDAMES, MESSIEURS,

Vous n'avez pas oublié que dans la séance solennelle du 2 février 1868 il a été annoncé qu'un prix de 500 fr. serait décerné à l'auteur du meilleur mémoire *sur l'éducation physique et morale de l'enfant depuis la naissance jusqu'à l'achèvement de la première dentition.*

La Société conseillait aux auteurs de donner à leur travail une étendue limitée et de le mettre à la portée des gens du monde ; elle signalait, quant à l'éducation morale, les points de vue relatifs au développement des sens, des penchants affectifs et de l'entendement, l'étude comparée des avantages et des inconvénients de l'isolement dans la famille et de ceux de la vie collective dans les crèches et maisons de sevrage.

En résumé, il fallait produire un travail complet, concis, clair, intéressant et poussé jusqu'à l'éducation collective. La Commission, qui a bien voulu me nommer rapporteur, croit devoir déclarer que le programme n'a pas été très-fidèlement suivi ; être à la fois savant, concis et complet, c'était peut-être trop demander ; là où l'auteur a traité son sujet complétement, il n'a pas su se resserrer, et réciproquement. Mais elle s'empresse d'ajouter que parmi les vingt et un mémoires envoyés, dix ou douze, au moins, méritent des éloges et six des récompenses. Parmi ceux-ci elle a cru devoir accorder le prix au mémoire n° 20, portant pour épigraphe : *Mens sana in corpore sano* ; dû à la plume de M. le docteur Gyoux, de Bordeaux.

On est frappé du nombre et de l'importance des mémoires qui nous ont été envoyés, surtout quand on sait que bien des questions mises au concours par les Académies, et offrant comme appât, outre des sommes importantes, des avantages moraux considérables, n'attirent que de rares compétiteurs, et souvent, faute de concurrents, sont remises d'année en année; il faut en conclure que le sujet proposé par la Société s'est trouvé dans le courant des préoccupations publiques les plus vives et les plus légitimes.

En effet, malgré les progrès réalisés dans toutes les branches de l'hygiène publique et privée, une lacune immense existe encore en ce qui touche la première éducation de l'enfance. Cette lacune n'est pas dans la science, elle est dans la pratique des choses. Elle est due en partie au défaut d'un enseignement spécial, en partie à l'état d'ignorance où trop longtemps les femmes ont été tenues; en grande partie à la force des préjugés, qui se tiennent et forment une ligue contre tous les genres de progrès.

Que l'éducation physique de la première enfance soit dans un état fâcheux, il est facile de s'en assurer en examinant un certain nombre d'enfants et en interrogeant dans les villes et dans les campagnes les mères ou les femmes chargées des enfants; il n'est pas très-aisé, cependant, de constater les déplorables conditions du vêtement, du coucher, de l'alimentation, etc., dont l'examen réclame des connaissances ou une expérience spéciale. On est forcé, sur ce point, de s'en rapporter aux hommes spéciaux, et leur opinion est unanimement conforme à la nôtre.

D'ailleurs la statistique va nous révéler une partie de la vérité. Sur les 166,811 enfants qui meurent chaque année avant d'avoir atteint l'âge d'un an, une part considérable doit être faite sans nul doute à des causes qui ne relèvent pas directement de l'éducation; en outre, une part importante est due à l'allaitement artificiel ou mercenaire, quelquefois forcé, qui est par soi une cause de mort; certaines maladies aiguës épidémiques devaient fatalement emporter un certain nombre d'enfants, en dépit des soins les plus éclairés; mais une part considérable doit être faite dans ce chiffre énorme à des causes de mort qu'une hygiène bien entendue eût pu éviter. Citons parmi ces causes : l'alimentation si souvent désordonnée, insuffisante ou exagérée; l'excès ou l'insuffisance des vêtements, leur constriction étroite; les refroidissements et surtout les refroidissements nocturnes, cause qui dépend souvent des excès de calorique artificiel à l'influence duquel, durant le jour, on soumet les jeunes enfants; l'air impur qui, selon Pringle, tue plus de gens que le glaive; les déformations artificielles du crâne, la malpropreté qui engendre des affections cutanées, etc.; commune à la plupart de ces causes est la contagion, facile à éviter.

Je suis porté à croire que pour la première année, c'est au moins la moitié du chiffre total des décès, soit 80,000, que l'hygiène eût pu arracher à la mort; mais notre savant collègue M. Boudet va plus loin, et dans un discours mémorable prononcé devant l'Académie de médecine, il n'évalue la mortalité fatale qu'à 46,135 et soutient que « 120,656 enfants sont victimes, chaque année, des systèmes barbares qui sont mis en pratique dans notre pays pour élever les enfants du premier âge. »   (*Académie de médecine*, 27 novembre 1866.)

Si nous étendons nos recherches jusqu'à la fin de la seconde année, époque vers laquelle est terminée l'évolution des premières dents, cette proportion s'augmente rapidement, de façon que si l'on admet très-approximativement que plus de la moitié des enfants qui meurent dans la première année de leur vie eussent pu être sauvés, les trois quarts de ceux qui meurent dans la seconde année pourraient également échapper à la mort.

La moyenne annuelle des naissances à Paris est de 53,000 habitants, disait il y a deux ans notre savant secrétaire général, M. A. Mayer; ce nombre soumis à la mortalité normale de la France entière devrait donner un chiffre de 38,000 enfants de quatre à cinq ans. Or, le recensement n'en accuse que 23,000. C'est donc un déficit de 15,000 enfants vers la cinquième année; ce qui revient à dire que près du tiers des enfants qui naissent à Paris succombent avant la sixième année.

Cette énorme proportion semble même rester au-dessous de la vérité; car, d'après les recherches toutes récentes de notre savant collègue M. G. Lagneau, recherches dont les résultats ne s'éloignent pas beaucoup de celles de M. Bertillon, la mortalité des enfants dans la France entière serait du tiers avant la cinquième année, et, pour le département de la Seine, d'un peu plus de la moitié. Suivant le même auteur, les deux cinquièmes seulement des enfants qui naissent arrivent à l'âge de vingt ans.

Ayant ainsi fait la part de la mort, faisons la part de la maladie. Ici le tableau s'assombrit encore, sinon par les chiffres, du moins par les faits eux-mêmes.

A quelque point de vue que se placent le moraliste, le philosophe ou l'économiste, la maladie est pire que la mort. Combien parmi ceux qui lui échappent arrivent à l'âge d'hommes doués de toutes les qualités que leur assurait une heureuse naissance, ou corrigés des vices que la fatalité pathologique avait imprimés en eux! Combien, au contraire, traînent à travers leurs souffrances propres et les souffrances plus vives encore des leurs une existence pénible qui vient s'éteindre au moment où la famille et la société étaient en droit d'espérer quelque dédommagement des sacrifices qu'elle a coûtés!

Qui pourrait peindre en termes assez sombres la vie d'un enfant malade! qui pourrait dire les terreurs permanentes des mères, celles qui, selon l'expression si concise de M. Fonssagrives, leur donnent « leur sang, leur lait, leurs soins, » l'activité paralysée des pères, et souvent même la prospérité, l'avenir d'une famille, sacrifiés à cette frêle existence!

Voilà ce qu'une heureuse éducation de la première enfance peut, dans une large mesure, atténuer et détruire.

D'ailleurs, tout n'est pas là, et la Société protectrice a bien fait de comprendre l'éducation morale dans son programme, car les victimes d'une éducation vicieuse sont aussi nombreuses dans l'ordre dit moral que dans l'ordre dit physique. Ici encore, la mort et la maladie se présentent, sous de nouvelles formes et dans une proportion énorme, comme le fruit d'une mauvaise hygiène; ici encore la société tout entière, par une sorte de déplorable justice, en subit les conséquences et moissonne les mauvaises herbes qu'elle a semées ou qu'elle a laissées croître. Que de crimes et de forfaits dus à la faiblesse, à la négligence, aux mauvais exemples, aux habitudes pernicieuses de la première enfance! Qu'on le sache bien, l'éducation morale commence, pour ainsi dire, avec la vie; il n'y a sur ce point aucun doute, et les auteurs des travaux que nous avons examinés le reconnaissent unanimement. Les impressions si vives d'un enfant grandissent avec lui, et si, dès les premiers mois, vous n'avez pas dirigé vos enfants dans la voie de l'obéissance, du respect, de la régularité; si vous avez cédé à tous leurs caprices, obéi à leurs cris, flatté leurs gourmandises, vous avez encouragé leurs premiers pas dans la voie du mal.

Il y a là dans la société actuelle une plaie affligeante. Le nombre des enfants mal élevés, ou comme le dit si bien l'expression familière, des enfants *gâtés*, croît chaque jour; ceux que l'on me permettra d'appeler nos anciens dans la vie, en font souvent la remarque; or, c'est dès la première enfance que se dessine, et chez les parents et chez les enfants, cette déplorable tendance. Rien n'est plus curieux à observer que l'étonnante disposition que montrent les plus petits enfants à connaître les faiblesses de ceux qui les entourent et à se rendre maîtres de la situation, en les exploitant; peu à peu ces tyrans instinctifs s'emparent de votre raison et finissent par vous gouverner par la pitié ou l'obsession qu'ils déterminent. On rejette sur leur jeune âge les fautes incessantes qu'ils commettent, et quand on veut réagir, il est trop tard, le mauvais pli est pris. « L'habitude où l'on est de se mal comporter en de petites choses qui reviennent souvent, dit Platon dans son traité de l'*Éducation*, fait qu'on en vient ensuite à violer les lois écrites. (*Lois* liv. vii). » Paroles mémorables dignes de servir de précepte à toute l'éducation morale.

Qui n'a présents à l'esprit de nombreux exemples de ces jeunes indisciplinés qui sont l'objet d'une admiration constante, dont on excuse toutes les fautes, et qui, bruyants, insolents, inhospitaliers, vaniteux, sont élevés dans des idées de supériorité de caste et de fortune, alors même que les préjugés de la naissance ou les réalités de la fortune n'ont aucune raison plausible !

En vérité, je ne sais à quoi attribuer le relâchement si fréquent des liens naturels de la famille et des devoirs réciproques de ses membres, mais je n'hésite pas à croire qu'il en résulte une augmentation notable de la perversité humaine et de la criminalité. Un enfant qui n'est pas élevé avec l'idée permanente qu'il n'a que des devoirs, emporte avec lui, dans le voyage de la vie, le germe d'une maladie morale.

Je suis donc heureux de me trouver d'accord avec les moralistes qui ont pris part au concours que vous avez ouvert, et surtout avec les auteurs des mémoires qui portent les numéros 20 et 17 (*indocti discant*); ce dernier, malheureusement, a noyé ses idées dans un océan de méditations sur les effluves de l'âme, la raison et le raisonnement, etc. Signalons seulement ici les paragraphes qui concernent l'influence heureuse des habitudes méthodiques et les calamités qu'entraînent la peur ou les peurs que l'on fait aux enfants.

Je viens d'esquisser le sombre tableau des vices de l'éducation et j'ai conscience de n'avoir rien exagéré.

La question qui maintenant se présente est de savoir si l'hygiène physique et morale de l'enfance est assez scientifique, assez positive pour lutter avantageusement contre l'ignorance, la superstition, les préjugés et surtout contre l'indifférence du public. Je n'hésite pas à répondre par l'affirmative. Tous les éléments sur lesquels repose l'art d'élever les enfants sont empruntés aux parties les plus rigoureuses des sciences biologiques. Nous savons comment un enfant naît, croît, se développe; nous connaissons exactement ses besoins et ses ressources, nous évaluons, ligne par ligne, les phases de ses diverses évolutions; nous savons ce qui l'attend, ce qui le menace et de chaque chose ce qu'on peut espérer, ce qu'on doit craindre.

L'expérience a prononcé pour tout ce qui est des détails, et rien ne se peut plus nettement formuler que le régime diététique et hygiénique d'un enfant. Je n'ai pas besoin d'en invoquer en ce moment d'autres preuves que l'uniformité des vues et des préceptes des concurrents; les noms si estimés de MM. Donné, Béclard, Boudet, Blot, Bouchut, Fonssagrives, Cerise, Devilliers, Graham, Jacquemier, Levret, Chessinat, Le Roy, Roulin; ceux de nos savants collègues MM. Brochard, Despaulx-Ader, Caron et Allix, prouvent au surplus que l'hygiène de l'enfance possède une littérature spéciale que viendront sans doute enrichir plusieurs des travaux qui ont mérité vos suffrages.

D'ailleurs la question n'est pas précisément neuve, et sans vouloir ici me livrer à aucune recherche d'érudition, il me sera facile de rappeler que Platon, il y a plus de deux mille ans, n'a pas dédaigné de tracer dans ses *Lois* (livre VII) un admirable traité d'éducation physique et morale, qui montre toute l'importance que les grands esprits attachaient jadis à ce qu'il paraît de bon goût, de nos jours, d'abandonner aux derniers des serviteurs.

Mais à côté de l'hygiène, c'est-à-dire l'art de diriger le développement normal, il y a la médecine, c'est-à-dire l'art de corriger le développement anormal; eh bien! qui viendra me contredire si j'affirme que cet art peut réaliser pour l'ensemble des affections constitutionnelles de l'enfance le progrès que la vaccine a accompli à l'égard de la petite vérole?

A vrai dire, je crois que l'on n'a le plus souvent recours au médecin que pour les accidents aigus et que la grande médecine, celle que je suis tenté d'appeler la médecine de famille, celle qui peut suivre l'évolution d'une maladie à travers plusieurs générations, celle qui exige le concours assidu d'un médecin, alors que sa présence semble inutile, la médecine qui prévoit et prévient, en un mot, celle-là est le lot d'un fort petit nombre d'élus, soit que ses bienfaits soient méconnus, soit qu'ils ne soient ni réclamés, ni offerts. Descartes a dit que, s'il est un moyen d'améliorer le genre humain, c'est dans la médecine qu'il faut en chercher le secret : laissez-moi ajouter à cette pensée célèbre que c'est surtout et peut-être seulement dans la médecine du premier âge.

Une place doit être faite ici à la pédagogie; mais ce serait m'écarter de mon sujet que d'entrer sur ce point dans de plus amples détails.

Ainsi la tâche à remplir est marquée; les moyens sont à notre portée; que nous manque-t-il? La propagande sous toutes ses formes possibles.

Il faut dire et répéter partout que des milliers d'enfants meurent chaque année, qui pourraient être sauvés; que des milliers d'autres enfants succombent dans l'adolescence aux coups d'un mal qui eût pu être évité, que des milliers d'hommes

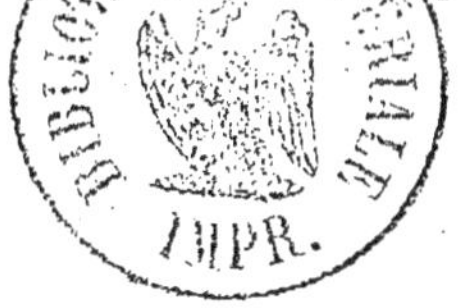

sont voués à la maladie, c'est-à-dire à la misère, faute d'une bonne éducation physique, ou au crime, faute d'une bonne éducation morale, et qu'enfin des milliers d'hommes n'arrivent jamais au complet développement de leurs facultés, grâce à l'incurie des vrais intérêts sociaux.

La Société protectrice de l'enfance, en saisissant l'opinion publique de ces nombreuses questions, a rendu un service considérable à l'humanité; si elle n'avait eu pour but que de secourir les infortunes privées, ses moyens d'action eussent été dérisoires en présence de l'étendue du mal; dans tous les cas, ils eussent été rigoureusement et uniquement proportionnés à ses ressources financières; mais au point de vue de la propagande, votre succès, Mesdames et Messieurs, n'a d'autres limites que votre zèle.

Nulle institution en France, publique ou privée, ne s'occupe de l'enfance à ce point de vue ; aussi je considère que c'est notre tâche et notre devoir principal de suppléer aux institutions officielles et d'obtenir, par notre initiative et nos efforts associés, ce que ni les Commissions académiques, ni l'enseignement, ni la médecine, ni la presse, ni les exemples individuels, ni l'administration n'ont encore obtenu, à savoir : une réduction sensible de l'effrayante mortalité qui pèse sur l'enfance, et une amélioration dans la condition physique et morale de nos successeurs. N'oublions pas que tous les membres de l'Académie de médecine qui ont pris part à la célèbre discussion sur la mortalité des nouveau-nés (1866-67), et notamment MM. Blot, Broca, Robinet et Boudet, ont hautement reconnu que c'était par l'action individuelle et avec le concours de notre Société que ce progrès pouvait se réaliser.

Les conférences publiques, l'enseignement gratuit dont M. Caron a donné le bon exemple à Sèvres, la constitution d'une école régulière destinée aux personnes chargées à un titre quelconque de l'éducation de l'enfance, la publication de traités populaires d'hygiène, objet principal de ce rapport, voilà autant de moyens à mettre en œuvre.

Je l'ai déjà dit, en effet, ce n'est pas la science qui nous manque, c'est sa diffusion. Notre malheureux pays, si agité depuis près d'un siècle par des luttes politiques et militaires, a trop souvent sacrifié la proie pour l'ombre. La gloire militaire de quelques généraux, les discours des tribuns ou des ministres, les utopies des réformateurs, les déclamations des partis, voilà ce qui l'occupe; heureux quand le malheur des temps, supprimant toute vie publique, n'allait pas jusqu'à nous rejeter fatalement dans le désordre d'une littérature malsaine, d'un théâtre insensé ou d'un luxe scandaleux.

Une étude attentive des conditions de la vie sociale prouve que c'est par les détails, et non par les apparences collectives, qu'il faut juger une nation; souvent quand la gloire odieuse des grands combats éblouissait les yeux de la multitude, quand les éclats des triomphes retentissaient de toutes parts et que l'enthousiasme aveuglé du peuple était à son comble, plus d'une nation croupissait dans la misère. La vraie vie d'une nation est au sein des familles. C'est là, c'est uniquement là que l'on peut apprécier son énergie, sa prospérité. Plus vous verrez de jeunes et beaux hommes dans les camps et dans les casernes, moins vous en aurez au foyer domestique, aux champs, aux usines, aux chantiers. Qui saura jamais de combien les guerres du commencement de ce siècle, heureuses ou désastreuses, — car les victoires ne valent guère mieux que les défaites, — nous ont fait rétrograder ! Qui nous dira comment pourront se retrouver les belles races qui composaient la population française, et que le fer, le feu ou le froid moissonnaient, tandis que les plus débiles restaient au sein de leurs foyers pour reproduire leur débilité ! Sans nul doute, là se trouve la raison du passif que nous avons à liquider, du déchet de notre population, du sang qui nous manque.

Ne nous vantons donc pas d'une prospérité fictive. Nous ne sommes pas prospères. Ayons le courage de regarder la vérité en face et de reconnaître qu'au point de vue de l'accroissement de la population, au point de vue de l'enfance, de même qu'au point de vue de l'instruction élémentaire, de l'enseignement supérieur, de la richesse commerciale, coloniale et agricole, plus d'une nation en Europe nous dépasse singulièrement. Je laisse à d'autres le soin de chercher quel genre de prééminence nous avons conservé, et je me borne à dire que si malgré le régime auquel nous sommes soumis depuis un siècle, guerres de défenses et de conquêtes qui nous ont coûté deux millions d'hommes enlevés à la fleur de l'âge ; révolutions et discordes civiles, nous sommes encore ce que nous sommes, c'est que nos races étaient dignes d'une action prépondérante, non-seulement dans les destinées de l'ancien continent, mais dans la colonisation du nouveau monde, qui nous a presque entièrement échappé.

Partout ailleurs que dans notre pays les questions relatives à l'enfance, à son éducation physique, à la pédagogie intellectuelle, ont excité l'attention des hommes d'Etat et la sympathie active du public. En France, les hommes d'Etat avaient bien autre chose à faire, et le public, suivant l'impulsion donnée, s'occupait naturellement des bulletins des armées ou des luttes des partis, des choses qui passionnent sans profit, sans raison et presque sans motifs. Le spectacle des réunions populaires qui ont été tenues dans les derniers mois ne devait pas nous surprendre ; au lieu d'aborder la discussion de problèmes sociaux, d'un intérêt immédiat et d'une solution possible, on s'est jeté avec violence sur des questions insolubles en théorie et qui, dans la pratique, ne se résolvent que par la guerre. Qu'y a-t-il d'étonnant à ces violences et à ces faiblesses ?

L'éducation sociale est-elle faite ? pouvait-elle se faire sous l'empire des lois préventives ? Évidemment, non ; ce n'est pas en dormant que l'on apprend à marcher, et les premiers moments d'un réveil un peu brusque sont toujours marqués par ces mouvements saccadés, ces faux pas, ces chancellements dont nous sommes les témoins.

Mais je n'ai aucun doute qu'aussitôt ces moments passés, l'attention du public se portera volontiers sur les questions relatives à l'enfance. Aussitôt que l'on saura qu'il y a des problèmes plus intéressants et plus urgents que la légitimité de l'intérêt et la liquidation sociale, qui n'est pas près de se faire ; aussitôt que les hommes éclairés et expérimentés se mêleront de ce mouvement, on se rejettera sur l'étude des conditions amendables des choses, et spécialement sur les conditions de l'enfance, qui sont dans un état déplorable dans les chaumières aussi bien que dans les palais, dans les crèches comme dans les lycées, dans les manufactures comme dans les champs.

Le temps viendra donc bientôt où l'on n'aura plus à invoquer constamment les exemples de l'Angleterre, d'où nous viennent les meilleures institutions relatives à la première enfance ; de l'Amérique, qui possède les meilleures méthodes d'enseignement et les femmes les plus instruites ; et de la Prusse, qui a réalisé les meilleurs systèmes pédagogiques ; de la Suède qui a constitué les exercices du corps à l'état de science ; le temps viendra bientôt où l'on reconnaîtra que celui qui élève le mieux ses enfants et en propage la science avec succès est celui qui rend le plus de services à la chose publique ; en effet, ce qu'il y a de plus urgent, peut-être, dans l'état présent de l'Europe, c'est d'augmenter notre population, de fortifier nos enfants, d'instruire notre jeunesse, afin de pouvoir maintenir la paix, non par le déploiement permanent du ruineux appareil des guerres, mais par une force réelle, profonde, qui aurait ses racines au sein même des individus et des familles.

Je ne crois pas, Mesdames et Messieurs, m'être écarté de mon sujet ; en tout cas, j'y rentre immédiatement en signalant, dans ses rapports avec l'enfance, une question à laquelle je viens de toucher ; je veux parler de l'instruction des femmes.

J'ignore s'il existe une statistique sur l'instruction relative des deux sexes, en France et à l'étranger, mais pour tous ceux qui ont voyagé, c'est un fait acquis que, quelle que soit, à d'autres points de vue, la supériorité des femmes françaises, elles sont, en ce qui est des connaissances positives, dans un état d'infériorité réelle ; or, au point de vue qui m'occupe, n'est-il pas vraiment déplorable qu'en général les femmes ignorent complétement les sciences qui font la base de l'hygiène domestique, la physique, la chimie, la physiologie, la pédagogie ? Comment se rendre compte des conditions de salubrité d'un logement, de la nécessité de l'air, de l'exercice, des soins de propreté extérieure, des conditions d'une bonne alimentation, etc., etc., si l'on ignore les éléments de ces sciences ?

Le ministre, à qui l'on doit tant d'heureuses réformes dans l'instruction publique, et qui montre à en poursuivre l'accomplissement tant de fermeté et de persévérance, a compris le mal et a institué à la Sorbonne, en faveur des jeunes personnes, des cours scientifiques dont le succès est d'un heureux augure pour l'avenir. Malheureusement l'hygiène, si utile, si indispensable à celles qui seront un jour mères de famille, l'hygiène ne figure pas dans le programme.

Laissez-moi signaler ici une autre supériorité des étrangers en ce qui touche l'enfance ; je veux parler des domestiques. Il existe en Angleterre, en Allemagne, en Suède, des institutions où les bonnes d'enfants reçoivent une éducation spéciale qui les met à même de rendre dans les familles les plus grands services. Or, à qui confions-nous d'ordinaire nos enfants ? Aux dernières des domestiques, aux plus jeunes, aux plus ignorantes, aux plus légères. Il en résulte des inconvénients graves à tous les points de vue. Je me trouvais il y a quelques jours au milieu de quelques hommes réunis pour certaines affaires relatives à notre Œuvre, et la conversation s'étant portée sur ce sujet, nous entendîmes de cinq ou six bouches les révélations les plus déplorables sur le rôle que peuvent jouer les bonnes à l'égard des enfants. A un autre point de vue, il suffit de parcourir les *Bulletins* de la Société où, grâce au travail patient de notre collègue **M.** Thirion, se trouvent reproduits une grande partie des accidents dont les enfants sont journellement victimes, pour être assuré que la surveillance des enfants réclame une véritable éducation et une vigilance constante, que l'on ne peut s'attendre à rencontrer chez la première domestique venue. Pascal a fait remarquer que c'est souvent le hasard qui dispose de la chose la plus importante de la vie, le choix d'un métier; mais bien plus souvent encore ce même hasard dispose d'une chose autrement importante : la direction de nos premiers penchants, direction qui, à elle seule, peut avoir fait de chacun de nous ce qu'il est.

Ainsi, si nous avons la fortune de développer en paix nos institutions sociales, beaucoup reste à faire de ces choses qui paraissent petites et qui sont grandes; la tâche que vous avez entreprise et que vous soutenez vous donnera la conscience de coopérer à une bonne action, la gloire d'accomplir une grande œuvre.

Telles sont, dans leur haute importance, les questions qui sont relatives au concours que vous avez ouvert. Si j'ai réussi à les mettre en pleine lumière, vous me pardonnerez de ne point être resté strictement dans mon rôle de rapporteur. Il me reste à jeter un coup d'œil d'ensemble sur les travaux dont notre Commission a pris consciencieusement connaissance. Et tout d'abord nous avons eu à éliminer quatre mémoires comme ne traitant pas réellement la question : ce sont les numéros 3, 8, 9, 11. Toutefois la Commission croit devoir signaler avec éloges le mémoire numéro 11 qui porte pour épigraphe : « *Quand on fait tant d'efforts, quand on s'impose tant de sacrifices pour la propagation et l'amélioration des races bovine, chevaline et autres, que ne doit-on pas faire pour la propagande et l'amélioration de la race humaine?* » C'est un mémoire utile à consulter sur la question des maisons maternelles dont il traite exclusivement.

Les mémoires classés sous les numéros 1, 2, 10, 12, 14, 15, 18, ont paru insuffisants; soit qu'ils ne répondissent pas à l'esprit de programme, soit qu'ils offrissent trop de lacunes ou trop de digressions, en sorte que la Commission s'est trouvée en présence de dix mémoires qui réunissaient les conditions du concours, savoir : les numéros 4, 7, 16, 19, d'une part, et, d'autre part, les numéros 5, 6, 13, 17, 20, 21. Après un nouvel examen, la Commission a pensé que le numéro 20 et le numéro 13 se distinguaient de leurs compétiteurs par plusieurs mérites, et ce n'est pas sans quelque hésitation qu'elle a décerné le prix. Si elle s'est arrêtée au numéro 20, elle a profondément regretté de n'avoir pas deux prix à décerner; mais elle n'a pas cru devoir fragmenter la somme modeste dont elle pouvait disposer.

L'auteur du mémoire numéro 13, « *avec un bon régime*, etc., » après avoir avancé que le tiers seulement des enfants qui naissent atteint la troisième année, divise son sujet d'après l'âge des enfants : *Première semaine, premier mois, de six mois à un an, deuxième année*. Nous faisons des vœux pour que ce travail soit publié et répandu dans sa forme actuelle. Quant aux numéros 5 et 6, d'une valeur sensiblement égale, ils rendraient service à la cause de l'éducation de l'enfance, bien qu'ils ne pénètrent pas assez dans les détails da la vie quotidienne. Le numéro 17, *Indocti discant*, est l'œuvre d'un savant médecin d'une érudition remarquable. La théologie tient une place énorme dans le volumineux manuscrit qui, s'il était réduit des deux tiers, offrirait, par la précision de ses conseils et la netteté du langage, un guide précieux aux mères de famille.

Votre Commission, Mesdames et Messieurs, a tenu à donner une marque d'estime à l'auteur des *Lettres d'une jeune mère à son amie* (n° 21). C'est un chef-d'œuvre de style et d'une lecture intéressante, qui rachète ce qu'il a d'incomplet et d'un peu trop mondain par une grande clarté. Toutefois, ces lettres sont évidemment réservées au petit nombre de ceux pour qui la vie matérielle n'offre aucune difficulté pécuniaire.

Le mémoire numéro 20, enfin, auquel on ne peut guère reprocher que son volume, est très-complet, très-pratique, et sans manquer des qualités qui rendent un livre populaire, il est remarquable par une parfaite connaissance du sujet, de la littérature qui s'y rapporte et des besoins des familles. On n'attend pas de moi l'analyse de cet important travail, analyse qui, d'ailleurs, a été faite au sein de la Commission; réduit à la moitié de son volume actuel, séparé de la longue introduction qui le précède; débarrassé des discussions médicales sur des sujets maintenant passés à l'état de vérités acquises et dont la diffusion n'est possible qu'à la faveur d'une rédaction concise, aphoristique, le mémoire numéro 20 remplira l'objet que vous avez eu en vue en proposant pour sujet de prix l'éducation physique et morale de la première enfance.

En conséquence, le prix a été décerné à M. le docteur GYOUX (de Bordeaux), (500 fr. et une médaille.)

Des médailles d'argent *ex æquo* à MM. les docteurs DEVALZ (de Sainte-Foy) et NEVEU-DEROTRIE (de l'Ile-Dieu).

Des mentions honorables (médailles de bronze) à M. le docteur Siry , à Paris, et aux auteurs des mémoires qui ont pour devises : *Ne séparez pas les enfants de leurs mères,* et *Indocti discant* .

Paris. — Imp. FÉLIX MALTESTE et Cie, rue des Deux Portes St Sauveur, 22.